¿ QUÉ OPINAMOS DE LA LIMITACIÓN DEL TRATAMIENTO DE SOPORTE VITAL LOS PROFESIONALES DE UCI?

© Mireia Barceló Castelló

ISBN-13: 978-1984326621

ISBN-10:1984326627

Zaragoza 2016

© Mireia Barceló Castelló

ISBN-13: 978-1984326621

ISBN-10:1984326627

Zaragoza 2016

ÍNDICE

INTRODUCCIÓN

En los últimos años la Medicina Intensiva y la sociedad han experimentado un profundo cambio porque cada vez con mayor frecuencia se atiende a pacientes en situaciones no reversibles, debido a la avanzada edad, a las enfermedades crónicas subyacentes y a las patologías cada vez más complejas a las que se enfrenta el personal sanitario.

Las decisiones en Medicina Intensiva se diferencian de otras decisiones médicas por su urgencia, su contextualidad y la incertidumbre pronóstica existente en muchos casos. Ante la duda razonable de si el paciente se beneficiaría de recibir tratamiento de soporte vital, la conducta éticamente correcta es actuar a favor de la vida, pero la duración de los tratamientos deben ser por un tiempo razonable, ya que sino se puede caer en el encarnizamiento terapéutico.

La prolongación de la vida a costa de inútiles y desproporcionados tratamientos, va en contra del principio de no maleficencia y hay que anteponer en primer lugar el bienestar del paciente, en cuyo caso se debería plantear la limitación del tratamiento de soporte vital. Proponer la LTSV a un enfermo o a su familia no es una tarea sencilla para los profesionales sanitarios como tampoco lo es llevarla a cabo dada la gran carga emocional que conlleva para todos los agentes implicados.

Aun así es un tema presente, y cada vez más, en la realidad de la Medicina Intensiva y de la Sociedad, solo hay que recordar noticias recientes de ámbito nacional.

Es por todo ello que se quiso conocer, a través de una encuesta, la opinión sobre diferentes aspectos de la Bioética y de la LTSV de los profesionales sanitarios que trabajaban en una UCI de tercer nivel.

ENCUESTA DE OPINIÓN

Se pasó una encuesta de opinión sobre la limitación del tratamiento de soporte vital, de forma voluntaria y anónima, a todos los profesionales que trabajan en el Servicio de Medicina Intensiva (facultativos especialistas de medicina intensiva, médicos internos residentes, enfermería y auxiliares de clínica).

La encuesta constaba de 27 preguntas divididas en dos partes:

PREGUNTAS SOBRE VARIABLES SOCIODEMOGRÁFICAS Y LABORALES DE LOS ENCUESTADOS:

1.- Edad

2.- Sexo

3.- *Estado civil:* soltero, casado u otros.

4.- *Profesión:* ya fuera:

- facultativo especialista de medicina intensiva,

- médico interno residente de medicina intensiva,

- enfermero/a

- auxiliar de enfermería.

5.- Años de experiencia laboral: diferenciando

entre:

menos de 1 año de experiencia laboral;

de 1 a 3 años;

de 3 a 5 años;

de 5 a 10 años

más de 10 años.

6.- Religión del encuestado: diferenciando entre:

católico practicante,

católico no practicante,

no creyente

creyente en otras religiones.

PREGUNTAS SOBRE LA OPINIÓN DE LOS ENCUESTADOS ACERCA DE ASPECTOS RELACIONADOS CON LA BIOÉTICA Y LA LIMITACIÓN DEL TRATAMIENTO DE SOPORTE VITAL:

7.- ¿Conoces los cuatro principios de la bioética en los que se basa la limitación del tratamiento de soporte vital?

Con respuesta dicotómica Si/No.

8.- ¿Conoces en qué consiste la LIMITACIÓN DEL TRATAMIENTO DE SOPORTE VITAL (LTSV)?

Con respuesta dicotómica Si/No.

9.- ¿Estás de acuerdo con la LTSV?

Con respuesta dicotómica Si/No.

10.- ¿Crees que en el SMI se realiza la Limitación del tratamiento de soporte vital?

Con respuesta:

menos del 10%,

del 10 al 25%;

del 25 al 50%;

del 50 al 75%

mayor al 75%.

11.- ¿Quién crees que DEBERÍA tomar la decisión de LTSV?

Con una única respuesta de entre:

Paciente;

Familia;

Médico;

Enfermería;

Comité ética asistencial;

Médico–enfermería;

Comité ética-médico; Paciente-médico;

Paciente- médico-enfermería.

12.- ¿Quién crees que TOMA la decisión de LTSV

?

Con una única respuesta de entre:

Paciente;

Familia;

Médico;

Enfermería;

Comité ética asistencial;

Médico-enfermería;

Comité ética-médico;

Paciente-médico;

Paciente-médico-enfermería.

13.- ¿Piensas que es lo mismo NO INICIAR un tratamiento que RETIRAR un tratamiento ya instaurado?

Con respuesta dicotómica Si/No.

14.- ¿Cuál de las opiniones tendría mayor peso a la hora de tomar una decisión sobre las medidas extraordinarias de soporte vital en un paciente con enfermedad terminal irreversible?

Con una única respuesta de entre:

Médico;

Paciente;

Familia legal.

15.- ¿Se debe tener en cuenta la opinión de los familiares para poner en práctica la LTSV?

Con respuesta dicotómica Si/No.

16.- Si se tratara de un familiar directo (padre, madre, esposo/a, hijos...) ¿Estarías de acuerdo con suspender las medidas extraordinarias (ventilación mecánica, nutrición artificial, drogas, diálisis...), de ser un paciente con enfermedad irreversible?

Con respuesta dicotómica Si/No.

17.- Cuando un paciente crítico puede decidir ¿Se respeta su voluntad?

Con respuesta dicotómica Si/No.

18.- ¿Consideras necesario que la enfermería esté presente cuando el médico informa a los familiares?

Con respuesta dicotómica Si/No

19.- ¿Piensas que la enfermería debería tener parte más activa en la limitación del tratamiento de soporte vital?

Con respuesta dicotómica Si/No.

20.- ¿Piensas que se informa al paciente y/o familia de forma clara y precisa sobre su situación?

Con respuesta dicotómica Si/No.

21.- En tu opinión sobre las siguientes situaciones, podría ser calidad de vida:

A.- Vivir en silla de ruedas de forma definitiva:

Con respuesta dicotómica Si/No

B.- Dependencia permanente de un respirador:

Con respuesta dicotómica Si/No

C.- Recibir alimentación por sonda nasogástrica de forma definitiva:

Con respuesta dicotómica Si/No

D.- Tener colostomía permanente:

Con respuesta dicotómica Si/No

E.- Estar sometido a hemodiálisis o diálisis

peritoneal por insuficiencia renal crónica:

Con respuesta dicotómica Si/No

F.- Recibir quimioterapia con los efectos

secundarios ya conocidos:

Con respuesta dicotómica Si/No

G.- Administración de nutrición vía parenteral

(intravenosa) de por vida:

Con respuesta dicotómica Si/No

H.- Estar en estado vegetativo permanente

(Coma):

Con respuesta dicotómica Si/No

I.- Tener traqueotomía definitiva:

Con respuesta dicotómica Si/No

22.- ¿Eres partidario de facilitar el fin de la vida con petición expresa del paciente con enfermedad irreversible, en estado agónico?

Con respuesta dicotómica Si/No.

23.- ¿Estarías de acuerdo con aplicar medidas extraordinarias de resucitación y soporte vital a pacientes con enfermedad irreversible en estado agónico?

Con respuesta dicotómica Si/No.

24.- ¿ Estarías de acuerdo con no aplicar medidas extraordinarias de resucitación y soporte de vida a pacientes con enfermedad irreversible en estado agónico)?

Con respuesta dicotómica Si/No.

25.- ¿Estarías de acuerdo con aliviar el dolor, la ansiedad y el sufrimiento a pacientes con enfermedad irreversible en estado agónico)?

Con respuesta dicotómica Si/No.

26.- ¿Tienes algún tipo de formación en Bioética?

Con respuesta dicotómica Si/No.

27.- ¿Consideras que debe incluirse la Bioética en la formación de los profesionales sanitarios?

Con respuesta dicotómica Si/No.

RESULTADOS

Entrando a evaluar los resultado obtenidos se vió lo siguiente:

En cuanto a las variables sociodemográficas se observó que la gran mayoría de los 89 profesionales sanitarios encuestados fueron enfermeros/as (55%), seguido de médicos FEA de Intensivos en el 31,5%, MIR de Medicina Intensiva en el 8% y por último auxiliares de enfermería en el 5,6%.

La media de edad osciló entre 44 años en los médicos y 31 años en los MIR, estando la media de edad del equipo de enfermería y de los auxiliares de enfermería comprendida entre este intervalo, con una experiencia profesional en UCI de más de 10 años en un 56% de los encuestados.

El 70% fueron mujeres, y casados/as en el 56%. Así mismo se observó que el 50% eran católicos no practicantes, el 26% no creyentes, 17% católicos practicantes y un 7% creyentes de otras religiones.

En cuanto a las cuestiones referentes a la Bioética y a la LTSV se observó que el 93% de los profesionales sanitarios conocían el significado de la LTSV, pero habría que resaltar que de forma individual entre los diferentes colectivos, se vio que el 14% de los MIR desconocían en que consistía, al igual que tampoco sabían cuáles eran los cuatro principios de la bioética en el 57% de los casos. Habría que mejorar en ese aspecto ya que los MIR son los que en muchas ocasiones tiene que hablar con las familias de los pacientes a los que se les aplica una LTSV y conocer en qué consiste dicha práctica es fundamental. También es verdad que la gran mayoría de los MIR que todavía no conocían estos aspectos fueron de primer año, casi recién llegados a la especialidad, por lo que quizás se debería insistir en la formación en Bioética durante la carrera universitaria, ya que estos aspectos son imprescindibles en la práctica médica diaria. De igual manera, hasta el 54% de los encuestados admitía que no tenían ninguna formación en Bioética, destacando dentro de ellos un 28,6% de médicos, un 71% de MIR, un 65% enfermeros y finalmente un 60% de auxiliares. El 99% de éstos lo consideraban necesario para su formación y sobretodo para su práctica diaria y habría que resaltar que el 3,6% de los médicos no creían importante formarse en Bioética, por lo que habría que mejorar en ese aspecto, ya que aunque no sea un porcentaje muy elevado, es trascendental que sean conscientes de su importancia.

De todo esto se concluye que habría que fomentar la formación en Bioética a todos los profesionales sanitarios, no solo a los médicos, también al equipo de enfermería, ya que la decisión de LTSV tiene que ser multidisciplinar. Así mismo hay que tener en cuenta que la formación en ética no solo significa la simple enseñanza de los principios bioéticos y del análisis bioético, sino que se requiere la experiencia de discusiones reflexivas de los diferentes fundamentos éticos para la participación de los profesionales sanitarios y de los familiares en las discusiones acerca de mantener o interrumpir tratamientos, y los argumentos a favor y en contra de estas decisiones. El desconocimiento bioético a veces lleva a retrasar la decisión de LTSV y a no tomarla en el momento adecuado, por lo que es muchas veces tardía, cuando la muerte parece inminente y el tratamiento solo prolonga la agonía, cayendo así en la obstinación terapéutica.

A pesar de una formación adecuada, es imposible establecer reglas universalmente válidas sobre la obligatoriedad moral de determinadas intervenciones médicas; es necesario emitir un juicio de conciencia particular en cada caso concreto. Este juicio requiere el ejercicio de la virtud de la prudencia y un profundo respeto por la dignidad de cada persona. Hay que recordar que nadie está obligado a utilizar toda la tecnología médica actualmente disponible, sino solo aquella que ofrece una razonable probabilidad de beneficio en términos de preservar o recuperar la salud.

Volviendo a la encuesta, se observó que el 96,6% de los profesionales (destacando el 100% de los FEAs) estaban de acuerdo con la realización de la limitación del tratamiento de soporte vital, con un 14,3% de los MIR y un 4,1% del equipo de enfermería en contra. Habría que indagar, en un análisis más profundo, si fue por desconocimiento del significado de LTSV, por cuestiones religiosas.... Así mismo el 53% de los encuestados opinaban que la LTSV no es una práctica muy frecuente en la UCI realizándose en menos del 10% de los pacientes. La gran mayoría de MIR (43%) y del equipo de enfermería (33%) opinaron que la decisión de LTSV debía tomarse entre médico-enfermera-paciente en contra del criterio del 43% de los médicos que creían que debía de tomase entre médico y paciente y el 40% de los auxiliares que decían que sólo debía decidirlo el médico. Igualmente cuando se les preguntó directamente si pensaban que la enfermería debía de tomar parte en la decisión de la LTSV, el 63% de todos los subgrupos opinaron que sí, a pesar de que un 43% de los médicos seguía opinando que no, y el 39% de los propios enfermeros referían no querer tomar parte en la decisión. Así mismo, el 79% de los médicos no consideraban que la enfermería tuviese que participar en la información a los familiares de los pacientes, al igual que también lo opinaban el 43% de los propios enfermeros, quizás motivado por el rechazo a verse partícipes en una decisión con gran carga emocional y vivida muchas veces con malestar y angustia por los profesionales. Por ello sería muy importante insistir en ofrecer programas sobre la ayuda al paciente moribundo y hacer hincapié en que el equipo de enfermería juega un papel fundamental, ya que tiene un trato mucho más directo, intenso y constante con el paciente que el equipo médico, pudiendo aportar una visión humanizadora de los cuidados y la ética del cuidar. En muchos países la participación del equipo de enfermería está muy integrada en la práctica habitual de la LTSV y cada vez más se intenta que así sea en España, siendo recomendado por muchas de nuestras sociedades científicas7. Una adecuada formación en Bioética en la formación de Enfermería, ayudaría a tratar este tema como una parte más de la atención al paciente, al igual que puede ser el saber colocar un abordaje venoso, infundir drogas vasoactivas, o conocer los diferentes sistemas de curas de úlceras por presión. Este es un tema más, que forma parte de la correcta atención del paciente y deben de tomar parte de igual modo. La presión psicológica que supone para los profesionales, tanto médicos, como enfermeros, el tomar este tipo de decisiones, también debería ser respaldado de algún modo por una serie de apoyos psicológicos para que el tema se tomara con mas normalidad, sin tanta carga moral. En la encuesta también se objetivó que hasta un 42% de los profesionales opinaban que no se respetaba la voluntad de los pacientes, sobretodo el subgrupo de enfermería en un 55%, seguido de los MIR en un 29%, médicos FEA en un 25% y auxiliares en un 20%. Paradójicamente el 89% afirmaban que debía tenerse en cuenta la opinión de la familia en lo referente a la LTSV.

Tras estos resultados es importante insistir en la importancia de respetar el derecho de autonomía de los pacientes, aunque en la mayoría de los casos no se puede aplicar en el Servicio de Medicina Intensiva, por no ser el paciente capaz al no ser competente debido a su enfermedad. Múltiples factores pueden alterar la función cognitiva y la comunicación, como la confusión, la amnesia, la sedación, el delirio, la ansiedad, el dolor, la deprivación del sueño, la medicación y la intubación traqueal. Por esto es habitual la comunicación con el representante legal, que normalmente es la familia, aunque a veces el trato no es fácil, en parte por temor a la falta de entendimiento y a problemas legales y, por otro lado, por la propia inexperiencia e ignorancia del arte de la comunicación por parte de los profesionales sanitarios. Además en ocasiones, el médico no tiene garantías de un buen entendimiento entre el paciente y sus familiares, sino que, por el contrario, existen evidencias de las discrepancias y constituyen verdaderos conflictos éticos. En estos casos en que el médico sospecha que se va contra la voluntad del paciente, debe constituirse en el defensor de los derechos de éste, incluso recurriendo a mecanismos judiciales si fuese preciso.

Otras herramientas útiles para la resolución de conflictos, dado que en nuestro país no hay ninguna ley que regule la LTSV, son los «consensos» avalados por sociedades científicas como por ejemplo el de la Sociedad Española de Medicina Intensiva Crítica y Unidades Coronarias (SEMICYUC) y las «guías de ética en la práctica médica» como la publicada por el Consejo General de Colegios Médicos. También pueden ser útiles las recomendaciones internacionales, destacando en tal sentido el estudio ETHICUS realizado en Europa en el año 2003; dicho estudio encontró que en el conjunto de las UCI investigadas solo en el 1% de los casos se tuvieron en cuenta las voluntades anticipadas, y en tanto que en el Norte de Europa las UCI reportaron no encontrar dificultades para asumir los deseos de la mayoría de los pacientes, en el centro y Sur del continente la situación fue más problemática, ya que el 81% de las UCI encontraron dificultades en relación con las preferencias expresadas por los pacientes en las voluntades anticipadas. Otro estudio publicado en Italia en el 2006, la Guía para los cuidados al final de la vida de la SIAARTI, insta a los médicos de las UCI a que indaguen acerca de los deseos y preferencias de los enfermos terminales con el fin de tenerlos en cuenta a la hora de decidir las medidas sobre limitación del soporte vital. Por último cabe mencionar el estudio de la American College of Critical Care Medicine (ACCCM) publicado en 2007, basado en la revisión de 300 estudios sobre el tema y que apunta, entre otras muchas recomendaciones, a que se flexibilice la política de visitas de la familia a sus enfermos previo acuerdo con los profesionales sanitarios, especialmente las enfermeras y a posibilitar la presencia de familiares durante los procedimientos de resucitación, etc. El régimen de visitas en España es muy restringido, con una cultura de UCI cerrada, a pesar de que múltiples trabajos recomiendan una política de puertas abiertas y la incorporación de la familia en los cuidados del paciente. Las familias demandan más tiempo y flexibilidad en el horario de visitas. Se ha visto en algunos estudios que el dolor, la ansiedad y la separación familiar son algunas de las causas de sufrimiento en el paciente crítico. No existe evidencia científica sobre que un régimen de visitas liberalizado aumente las infecciones o interfiera con la atención al paciente, mientras que sí se ha demostrado, que las visitas familiares disminuyen la ansiedad, ayudan al bienestar del paciente y minimizan la experiencia traumática de la enfermedad, tanto del paciente como de la familia, que también sufre las consecuencias de la enfermedad, como demuestra la alta prevalencia de estrés postraumático y depresión presente en familiares de pacientes críticos. Una política de visitas liberalizada con las UCI de puertas abiertas, es bueno para el paciente y bueno para la familia ya que les ayuda a compatibilizar la atención al paciente con la actividad laboral o los cuidados de otros miembros familiares. Por todo ello, Escudero et al, realizaron un estudio mediante una encuesta nacional con el fin de conocer, entre otros aspectos organizativos, el horario y las características de las visitas familiares en las Unidades de Cuidados Intensivos Españolas. Obtuvieron un total de 206 encuestas procedentes de 131 hospitales, 111 de titularidad pública y 20 privados, incluyendo finalmente en el estudio 133. Las encuestas fueron respondidas en el 90% por médicos intensivistas y en el 10% por enfermería. En el estudio se observa que solamente existen 5 UCI (3,8%) con un horario abierto las 24h y otras 13 unidades (9,8%) con horario abierto, pero solamente en tramo diurno. En cuanto al número de visitas, la mayoría de las unidades (67,7%), permiten solamente 2 visitas a día con un máximo de 2 familiares simultáneamente en el 91% de las UCI. Los tiempos de visita más frecuentes son 30min (40,6%) y 60min (45,1%), respectivamente. Aunque es un hallazgo muy minoritario, todavía en el 1,5% de las UCI la visita familiar y la comunicación con el paciente se realiza a través de ventana-interfono.

A pesar de las muchas ventajas de un régimen de visitas abierto y las múltiples recomendaciones que existen en la literatura para abrir las puertas de las UCI, sigue predominando una cultura de UCI cerrada, con una gran variabilidad entre distintas culturas y países. Suecia es el país con mayor porcentaje de UCI abiertas (70%), mientras que países del entorno mediterráneo, como Italia solamente tienen el 1%. En España, el último estudio data del año 2005. Velasco et al. analizaron el horario y tipo de visitas de las UCI, encontrando solamente un 5% de unidades con horario de visitas libre. Desde entonces, ha pasado una década y no se han producido en este tiempo cambios significativos, ya que tal como afirma Escudero, en su estudio solamente el 13,6% de las UCI tienen un horario abierto (diurno o de 24h) confirmando una cultura de visitas muy restrictiva. Estos resultados nos alertan de la necesidad de insistir en una política de visitas abierta. El debate sobre la necesidad de abrir las puertas de las UCI debe considerarse no solamente como una cuestión de tiempos, o una concesión por parte de la institución y el personal sanitario, sino que debe ser abordado como una necesidad imperiosa por el beneficio que representa tanto para los pacientes como para la familia y también como un ejercicio de respeto a los derechos de la ciudadanía.

De forma relacionada, hasta el 46% de los profesionales, sobretodo enfermería y auxiliares en un 60%, opinaban que la información a la familia era poco clara y precisa. En diferentes estudios se ha constatado que las familias de los pacientes que fallecen en UCI identifican problemas en la comunicación con los profesionales cuando se comparan con los familiares de los pacientes que fallecen fuera de la UCI (39% versus 26%). Percibiendo una insuficiente participación en las decisiones y una falta de coherencia con los deseos previos del paciente. Se ha visto en varios estudios llevados a cabo por Abbott, McDonagh y Curtis que lo que los familiares del paciente quieren de los profesionales sanitarios es entender el diagnóstico y el plan de cuidados del paciente, percibir que el centro de atención es el paciente, ser informado por el médico que atiende al paciente y disponer del tiempo necesario en el momento de la información y en un ambiente privado, poder tener acceso libre y flexibilidad horaria para poder estar con su familiar que se está muriendo, recibir el apoyo necesario de acuerdo a su entorno social, su cultura y su religión siendo el papel del trabajador social y la atención espiritual fundamental en muchos casos. En el estudio de Curtis se propone un checklist VALUE que resume los aspectos más importantes que el clínico debe de recordar en la comunicación con los familiares. Value family statements (Declaraciones de valor de los familiares); Acknowledge family emotions (Reconocer las emociones de las familias); Listen tothe family (Escuchar a la familia); Understand patient as person

(Entender al paciente como persona); Elicit family questions (Suscitar preguntas de los familiares).

Así mismo deberíamos de insistir en la importancia de que los profesionales sanitarios deben mostrar empatía y piedad hacia los familiares ya que son personas que acompañan a sus parientes en los últimos momentos de su vida y se encuentran en un medio desconocido para ellos, hasta cierto punto hostil. La simpatía, el hacer más llevadera la situación del término de la vida del paciente, es un deber, tanto con el paciente como con sus familiares. Los profesionales deberían de procurar que los familiares sientan que son importantes y necesarios en la atención al final de la vida de su ser querido, lo cual podría minimizar el duelo por su pérdida.

Por otro lado, el 71% de los profesionales opinaban que no es lo mismo no iniciar medidas que retirarlas. Analizándolo por subgrupos se observó dicha opinión en el 100% de los auxiliares, 82% del equipo de enfermería, 54% de los médicos y 43% de los MIR.

En la teoría de la bioética moderna, la no administración y la retirada del tratamiento son intervenciones moralmente equivalentes y se considera tan admisible retirar un tratamiento como no iniciarlo si no es proporcionado para la condición del enfermo. Pero muchos de los profesionales, e incluso los familiares, no lo perciben así, suponiéndoles mayor carga moral el hecho de retirar medidas que el de no iniciarlas o no aumentarlas. El no inicio/no aumento de un tratamiento supone un hecho pasivo, y la retirada, activo, por lo que quizás podría justificar la sensación de mayor responsabilidad percibida por los profesionales sanitarios. En cualquier caso, en ambos tipos de LTSV se debe de asegurar el confort del paciente y la implicación de la familia. La clave no consiste en iniciar o retirar un tratamiento de soporte vital al paciente, sino orientar el esfuerzo terapéutico a aliviar y dar confort al paciente.

El 89% de los encuestados refirieron estar de acuerdo con la eutanasia preguntándoles si serían partidarios de facilitar el fin de la vida con petición expresa del paciente con enfermedad irreversible en estado agónico. La eutanasia es un procedimiento ilegal en el Estado Español. Existe, no obstante, un debate abierto en nuestro país sobre la admisibilidad o no de la eutanasia en términos de Ética cívica. En un sondeo de La Vanguardia realizado por el Instituto Noxa, el 79% de los encuestados se mostraban muy o bastante a favor de cambiar las leyes para permitir que quienes padecen enfermedades incurables y dolorosas puedan solicitar a los médicos poner fin a su vida. En 2002, una encuesta del Centro de investigaciones Sociológicas a los médicos españoles aportaron datos relevantes, destacando que el 41,5% de los médicos encuestados creen que se debe cambiar la ley para permitir la ayuda al suicidio o la eutanasia a los enfermos terminales que lo soliciten, y el 84,6% creen que un buen sistema de cuidados paliativos no resuelve todas las solicitudes de eutanasia. El Comité de Bioética de Cataluña, el Observatorio de Bioética y Derecho del Parque Científico de la Universidad de Barcelona, y el Instiuto Borja de Bioética de la Universidad Ramón Llull de Barcelona han publicado declaraciones que abogan activamente por la despenalización de determinadas actuaciones en relación con la eutanasia y la ayuda al suicidio. En sentido contrario se ha manifestado la Sociedad Española de Cuidados Paliativos y la Asociación Catalana de Estudios Bioéticos. La posición oficial de la Iglesia Católica, desde los presupuestos de su moral religiosa, también mantiene una postura radicalmente contraria a su admisibilidad ética y jurídica. Este debate social, tan inevitable como necesario, debe proseguir con libertad, respeto a todas las posiciones, precisión en el uso del lenguaje y seriedad en los argumentos.

En algunos países, como Holanda, Bélgica y Luxemburgo la eutanasia y la ayuda al suicidio está admitida social y legalmente, en determinados supuestos. En Holanda entró en vigor una ley que despenalizaba la eutanasia en el año 2002. Sin embargo, en contra de lo que cabría esperar, un estudio reciente concluía que la promulgación de la ley de la eutanasia holandesa fue seguido por una disminución moderada de la tasa de eutanasia y de suicidio asistido. Esta tendencia se atribuía a cambios en los patrones epidemiológicos, un mayor uso de la sedación profunda y otros medios para aliviar los síntomas al final de la vida, así como una disminución de la tendencia de los médicos a creer que los opioides aceleran la muerte. El suicidio médicamente asistido (la actuación del profesional se limita a proporcionar al paciente los medios imprescindibles para que sea él mismo quien se produzca la muerte) está también regulado en el estado norteamericano de Oregón, donde la eutanasia sigue siendo delito. Un caso particular es el de Suiza, donde la eutanasia está penalizada, como en Oregón, pero en cambio puede realizarse tanto suicidio médicamente asistido como auxilio al suicidio, es decir, que no siempre y necesariamente tiene que realizarse en un contexto médico. Es un requisito imprescindible para hablar de eutanasia que exista una petición expresa y reiterada del paciente. Que no haya consentimiento informado expreso del paciente hace que la actuación del profesional deba ser etiquetada sin más como homicidio. Habitualmente, dado que se realiza en un contexto de sufrimiento intenso, y lo que pretende el profesional es, ante todo, el alivio de ese sufrimiento, quizá podría añadírsele la atenuante de la "compasión". Pero en cualquier caso parece que existe acuerdo general en que el homicidio es siempre, en principio, una actuación contraria a la ética, y por supuesto jurídicamente punible según el Código Penal, con o sin atenuantes.

Por último, en la encuesta también se les preguntó que opinaran acerca de las situaciones que aceptarían como válidas como calidad de vida. Las opiniones fueron bastante homogéneas entre los diferentes subgrupos. Opinaron que sí podría ser calidad de vida vivir en silla de ruedas (82% de los encuestados), tener colostomía permanente (90%), estar en programa de hemodiálisis (72%), recibir quimioterapia (71%), tener traqueostomía definitiva (86%) y recibir alimentación por sonda nasogástrica en el 54%; por el contrario refirieron que no sería calidad de vida el depender de un respirador (95%), recibir nutrición vía parenteral (61%) y el estar en estado vegetativo persistente en un 99%.

En la mayoría de las ocasiones, lo que no se considera calidad de vida para uno mismo tampoco se considera para el paciente, lo que podría afectar a la hora de decidir la LTSV, aunque hay varios estudios, como los de Iribarren-Diarasarri y Cabré, en los que se ha visto que los profesionales tendemos a infravalorar la calidad de vida de los pacientes. Por todo ello, es muy importante que la decisión de LTSV sea un proceso deliberativo que concluye en una decisión clínica que toma el equipo asistencial conjuntamente con el paciente, (o la familia cuando el paciente no puede decidir por si mismo), teniendo en cuenta las preferencias del paciente. Es decir, hay que considerar que la limitación es en sí misma un cuidado proporcional adecuado a la condición y los requerimientos actuales del paciente, para el cual son importantes la ausencia de dolor, las medidas de confort y la compañía del personal de salud y de sus familiares. Es relevante que estas conductas sean tomadas e implementadas por un equipo multidisciplinario, para ayudar a transformar un ambiente sombrío por la muerte en un lugar lleno de compasión, humanización, respeto, apertura y dignidad, haciendo posible una muerte digna. No obstante, en la entrevista se objetiva como la opinión acerca de las diferentes situaciones es muy homogénea entre los diferentes subgrupos de los profesionales de la salud, tal y como se comentaba anteriormente.

A modo de resumen podemos afirmar que es esencial convertir los momentos finales de la vida de los pacientes en una experiencia que se pueda asumir con tranquilidad. Medidas de atención paliativa estándar, como la total comodidad física (no solo la ausencia de dolor), no prolongar la agonía y la presencia de la familia, son los derechos del paciente, que deben ser respetados, haciendo de este proceso una muerte que se pueda aceptar como digna.

BIBLIOGRAFÍA

1.- Muñoz Camargo JC, Martín Tercero MP, Núñez López MP, Espadas Maeso MJ, Pérez Fernandez-Infantes S, Cinjordis Valverde P, Leon Rodríguez A, Moreno Ortiz J, Huertas Díaz MP. Limitación del esfuerzo terapéutico. Opinión de los profesionales. Enfermería Intensiva 2012; 23(3):104-114.

2.- Gómez CuencaL, Moreno Garriga MR, Bronchul Climent A, Martínez Navalón MI, García García M. Problemática de la limitación del esfuerzo terapéutico en las unidades de cuidados intensivos pediátricas y neonatales. Hospital General de

Castellón. En línea en http://www.eutanasia.ws/hemeroteca/t389.pdf

3.- Gonzalo Morales V. Limitación del esfuerzo terapéutico en cuidados intensivos pediátricos. Revista chilena de pediatría. 2015; 86:56-60.

4.- Gristina G, de Gaudio R, Mazzon D, Randall CJ. End of life care in Italian intensive care units: where are we now?. Minerva Anestesiol. 2011; 77:920.

5.- SIAARTI Italian Society of Anaesthesia Analgesia Resuscitation and Intensive Care Bioethical Board. End-of-life Care and the Intensivist: SIAARTI recommedations on the management of the dying patient. Minerva Anestesiol. 2006; 72:927-63.

6.- Davidson JE, Powers K, Hedayat KM, Tieszen M, Kon AA, Shepard E, et al. Clinical practice guidelines for support of the family in the patient-centered intensive care unit: American College of Critical Care Medicine Task Force 2004-2005. Crit Care Med. 2007; 35:605-622.

7.- Velasco Bueno M, Prieto de Paula JF, Castillo Morales J, Merino Nogales N, Perea-Milla López E. Organización de las visitas en las unidades de cuidados intensivos en España. Enferm Intensiva 2005; 16:73-83.

8.- Errasti-Ibarrondo B, Tricas-Sauras S. La visita flexible en las unidades de cuidados intensivos: beneficios para los familiares del paciente crítico

Enferm Intensiva 2012; 23: 179-188.

9.- Berwick DM, Kotagal M. Restricted visiting hours in ICUs. Time to change JAMA 2004; 292:736-737.

10.- Kleinpell RM. Visiting hours in the intensive care unit: More evidence that open visitation is beneficial. Crit Care Med 2008; 36:334-335.

11.- Spreen AE, Schuurmans MJ. Visiting policies in the adult intensive care units: A complete survey of Dutch ICUs. Intens Crit Care Nurs 2011; 27:27-30.

12.- Lee MD, Friedenberg AS, Mukpo DH, Conray K, Palmisciano A, Levy MM.

Visiting hour's policies in New England intensive care units: Strategies for improvement. Crit Care Med 2007; 35:497-501.

13.- Vandijck DM, Labeau SO, Geerinckx CE, De Puydt E, Bolders AC, Claes B. Executive Board of the Flemish Society for Critical Care Nurses, Ghent and Edegem, Belgium. An evaluation of family-centered care services and organization of visiting policies in Belgian intensive care units: A multicenter survey

Heart Lung 2010; 39:137-146.

14.- Escudero D, Viña L, Calleja C. Por una UCI de puertas abiertas, más confortable y humana. Es tiempo de cambio. Med Intensiva 2014; 38:371-375.

15.- McAdam JL, Kathleen A, Dracup KA, White DB, Fontaine DK, Puntillo KA. Symptom experiences of family members of intensive care unit patients at high risk for dying. Crit Care Med 2010; 38:1078-1085.

16.- Malacarne P, Corini M, Petri D. Health care-associated infections and visiting policy in an intensive care unit. Am J Infect Control 2011; 39: 898-900.

17.- Escudero D, Martín L, Viña L, Forcelledo L, García-Arias B, López-Amor L. Abrir las puertas de la UCI. Una necesidad inexcusable. Medicina Intensiva 2015; 39.

18.- Giannini A, Miccinesi G, Prandi E, Buzzoni C, Borreani C. ODIN Study Group Partial liberalization of visiting policies and ICU staff: A before and-after study
Intensive Care Med 2013; 39:2180-2187.

19.- Abbott KH, Sago JG, Breen CM, Abernethy AP, Tulsky JA. Families looking back: one year after discussion of withdrawal or withholding of life-sustaining support. Crit Care Med 2001; 29: 197-201.

20.- McDonagh JR, Elliott TB, Engelberg RA, et al. Family satisfaction with family conferences about end-of-life care in the intensive care unit: Increased proportion of family speech is associated with increased satisfaction. Crit Care Med 2004; 32:1484-8.

21.- Curtis JR, Engelberg RA, Wenrich MD, et al. Missed opportunities during family conferences about end-of-life care in the intensive care unit. Am J Respir Crit Care Med 2005; 171:844-9.

22.- Cook D, Rocker G, Giacomini M, Sinuff T, Heyland D. Understanding and changing attitudes toward withdrawal and withholding of life support in the intensive care unit. Crit Care Med. 2006; 34:S317-23.

23.- Curtis JR, Engelberg RA. Measuring success of interventions to improve the quality of end-of-life care in the intensive care unit. Crit Care Med. 2006; 34:S341-7.

24.- Van der Heide A, Onwuteaka Philipsen BD, Rurup ML, et al. End-of-life practices in the Netherlands undr the eutanasia Act. N Engj J Med 2007; 356:1957-1965.

——¿Qué opinamos de la LTSV los profesionales de UCI? ——